ÉTUDE HISTOLOGIQUE

ET

ANATOMO-PATHOLOGIQUE

SUR

UNE TUMEUR HÉTÉROMORPHE

DÉVELOPPÉE DANS LES MÉNINGES

Angoulême. — Imprimerie Charentaise de A. NADAUD et Cie,
rempart Desaix, 26.

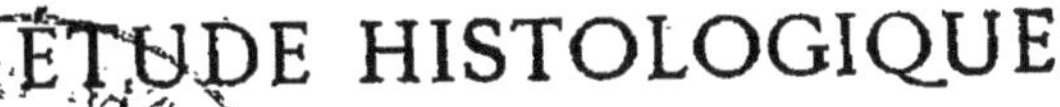

ÉTUDE HISTOLOGIQUE

ET

ANATOMO-PATHOLOGIQUE

SUR UNE

TUMEUR HÉTÉROMORPHE

DÉVELOPPÉE DANS LES MÉNINGES

PAR

A. TRÉMEAU DE ROCHEBRUNE

MEMBRE DE PLUSIEURS SOCIÉTÉS SAVANTES, ETC.

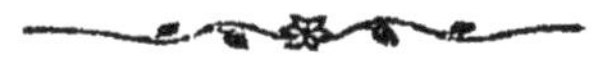

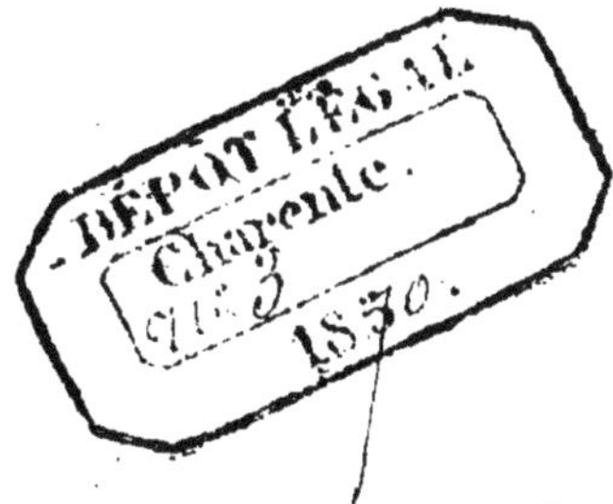

PARIS

F. SAVY, LIBRAIRE-ÉDITEUR

RUE HAUTEFEUILLE, 24

M DCCC LXX

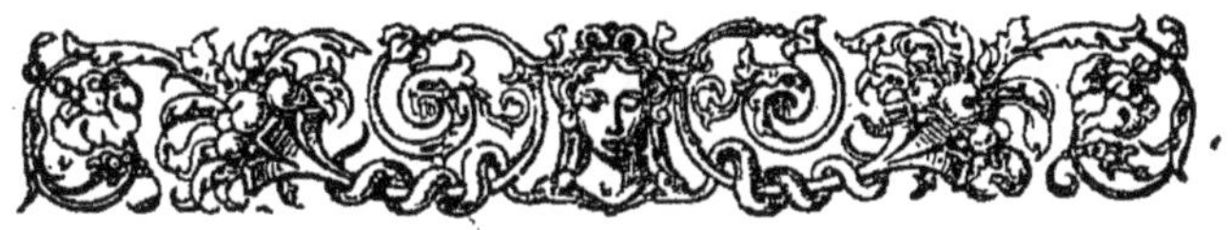

ÉTUDE HISTOLOGIQUE

ET

ANATOMO-PATHOLOGIQUE

SUR

UNE TUMEUR HÉTÉROMORPHE

DÉVELOPPÉE DANS LES MÉNINGES

Les pseudoplasmes hétéromorphes de l'intérieur du crâne, attribués par un certain nombre d'auteurs à la production d'un blastème anormal exhalé sous l'influence d'une cause morbide (1), par d'autres à la prolifération des éléments du tissu conjonctif (2), présentent des symptômes communs avec les maladies dites de foyer propres à l'encéphale.

Le siége, les dimensions que ces productions af-

(1) Broca, *Traité des tumeurs*, t I, p. 83.
(2) F. de Niemeyer, *Traité de pathologie interne et de thérapeutique*, t. II, p. 279.

fectent en général, sont difficiles à diagnostiquer, et rarement l'autopsie vient confirmer l'examen clinique.

Quelques caractères, cependant, leur sont plus particulièrement propres, et l'on peut citer comme conséquence de leur envahissement : certains troubles de la vision, la paralysie faciale périphérique, les crises épileptiformes, etc.

Un traitement palliatif et symptomatique, le seul préconisé dans les différents traités que l'on consulte, ne peut influer que subsidiairement sur leur terminaison, qui presque toujours est fatale.

L'étude de ces pseudoplasmes présente donc un intérêt d'autant plus grand que le diagnostic en est plus difficile, les conséquences produites plus graves et les cas observés dans la pratique relativement rares.

« Il est fort à désirer, « écrit le professeur F. de Niemeyer (1), » que les cliniciens, devant lesquels s'ou-
« vre le plus vaste champ d'observations, publient,
« plus souvent que cela n'a eu lieu jusqu'à présent,
« les cas de tumeurs cérébrales où ils se sont trom-
« pés, aussi bien que ceux dans lesquels leur diag-
« nostic a été confirmé par l'autopsie. Ce n'est qu'en
« agissant de la sorte que l'on parviendra à con-
« naître le plus ou moins de confiance qu'il y a lieu
« d'accorder aux différentes ressources que nous
« possédons pour le diagnostic et la localisation
« des tumeurs du cerveau. »

Voulant, dans la mesure de nos forces, répondre

---

(1) F. de Niemeyer, *loc. cit.*, t. II, p. 291.

à cet appel, nous croyons devoir faire connaître une observation que nous avons été à même de faire (1), et dans laquelle l'autopsie est venue pleinement confirmer le diagnostic.

Mais avant d'entreprendre cette tâche, il nous importe de préciser de quelle façon nous comptons établir les discussions qui doivent en découler forcément.

Nous nous trouvons en présence de deux grands systèmes relativement à la formation des tumeurs hétéromorphes.

Or, opter, dans la thèse que nous aurons à discuter, entre la théorie du développement continu, c'est-à-dire considérer les cellules pathologiques comme des cellules normales détournées de leur destination, ou bien la doctrine de l'exsudation, qui a pour origine le blastème, n'aurait pas, selon nous, ici, sa raison d'être. Nous sommes convaincu qu'il y a dans ces deux manières de voir des idées destinées à faire progresser les connaissances anatomo-pathologiques, et que, dès lors, des concessions doivent être faites de part et d'autre.

La vérité de cet axiome est affirmée par ce passage que nous extrayons du *Traité élémentaire de pathologie externe*, du Dr Follin, à l'article cancer (2) :

---

(1) Notre ami M. le Dr C. Machenaud, chirurgien à l'hôpital d'Angoulême, dans le service duquel nous avons recueilli les notes qui font l'objet de cette étude, a bien voulu nous autoriser à les publier ; nous sommes heureux de saisir cette occasion pour le remercier hautement de son affectueux dévouement et de l'intérêt qu'il prend chaque jour à nos travaux ; qu'il nous permette de lui dédier ces pages, comme témoignage de notre reconnaissance.

(2) Follin, *loc. cit.*, t. I, introduct., p. III.

« Si l'on voulait admettre, aux premières phases de « l'évolution des tumeurs, la prolifération des fa« meux corpuscules du tissu cellulaire, M. Virchow « serait prêt à reconnaître avec nous que les cellu« les du cancer arrivées à un âge adulte ont une « physionomie assez caractéristique pour toucher « presque à la spécificité;..... la genèse des élé« ments anatomiques est un problème dont la solu« tion nous échappera longtemps encore. Il faut « pour arriver à la vérité, dans ces questions diffi« ciles, *ne pas chercher ce qui sépare, mais ce qui* « *rapproche.* »

Imbu de ces idées conciliantes, nous nous bornerons, sans parti pris, à citer à l'appui de nos dires les ouvrages qui auront trait à notre sujet, ceux du moins que nous aurons pu consulter (1), qu'ils émanent de l'une ou l'autre école, laissant aux adeptes de telle ou telle le soin de nous juger, comme aussi en faisant des vœux pour que ce jugement ne nous soit pas trop sévère.

Les notes cliniques et nécropsiques suivantes doivent évidemment précéder les éclaircissements par lesquels nous croirons à propos de les compléter.

Juliette V***, trente-cinq ans, journalière, mère d'un enfant, veuve, taille moyenne, tempérament lymphatique, embonpoint médiocre, cheveux bruns,

(1) Nous nous empressons de remercier ici notre ami M. le Dr A. Paris, pour la bienveillance avec laquelle il a mis à notre disposition sa riche bibliothèque, l'intérêt et le dévouement qu'il n'a cessé de nous témoigner. Puisse ce faible acte de reconnaissance être pour lui une preuve de notre affectueux attachement !

entre dans le service de chirurgie, à l'hôpital d'Angoulême, le 9 novembre 1869, sous le numéro de lit 3.

Du 13 juin au 20 septembre 1868, elle était demeurée dans le service de médecine, où elle avait suivi pendant ce laps de temps un traitement révulsif pour douleurs névralgiques et céphalalgie.

Sa santé, d'après les renseignements fournis, a toujours été bonne. La malade affirme n'avoir jamais eu d'affection syphilitique ; on verra quel degré de confiance on devait accorder à cette allégation.

A son entrée, Juliette accuse une céphalalgie intense dans la région pariétale droite ; sa marche est pénible, saccadée ; la station debout devient insupportable ; la physionomie est hébétée ; la face présente une teinte bistre ; pas d'appétit, nausées ; la pupille est dilatée, l'œil droit complétement immobile, tuméfié et fixé vers la tempe ; prolapsus de la paupière supérieure ; cris encéphaliques faibles.

La réunion de ces symptômes autorise à diagnostiquer, dès le premier examen, une tumeur cérébrale située au sommet du pariétal droit, avec paralysie du nerf moteur oculaire commun.

La nuit du 9 au 10 est agitée, les cris encéphaliques augmentent d'intensité, une crise épileptiforme se déclare dans la matinée.

Le 11, prostration musculaire générale sans paralysie d'aucun membre ; nausées fréquentes ; les selles sont devenues pénibles ; la malade urine difficilement ; elle se plaint de douleurs lancinantes dans la région pariétale, s'irradiant vers la portion écailleuse du temporal droit.

Dans la nuit du 12, deux crises épileptiformes.

Le 13, même état.

Du 14 au 17, les crises épileptiformes se succèdent à des espaces plus rapprochés, elles augmentent de force et de durée; les cris encéphaliques suivent la même marche; les selles sont nulles.

Du 18 au 20, continuation des mêmes symptômes.

Le 21, à six heures du matin, crise violente; insensiblement la malade tombe dans un coma profond, et elle succombe à huit heures. Durant les douze jours écoulés depuis l'entrée de la malade, les vésicatoires derrière l'oreille, les frictions avec le cyanure de potassium; l'arséniate de soude, le vin de quinquina, les eaux de Spa et de Sedlitz, sont tour à tour ou simultanément ordonnés.

Autopsie le 22, à neuf heures, vingt-cinq heures après la mort.

Rigidité cadavérique peu prononcée, œdème des extrémités inférieures; les organes thoraciques sont sains; le foie, volumineux, largement congestionné, porte quelques granulations blanchâtres à la base du lobe moyen.

Les autres viscères n'offrent rien d'anormal.

Tête médiocrement volumineuse, bien conformée; congestion sanguine abondante et épaississement du cuir chevelu vers la région frontale et pariétale; les os sont lourds, compactes par places; les sutures sagittale et fronto-pariétale en partie oblitérées.

Examiné suivant sa face externe, le frontal

montre à la partie gauche, un peu au-dessus de la bosse coronale, une surface couverte d'un grand nombre d'ostéophites; la partie corticale de la table externe est comme boursoufflée ; cette même partie chez les deux pariétaux, depuis la suture sagittale jusqu'au niveau de la fosse temporale, sur une étendue de 75 millimètres environ, est usée, criblée de petits orifices béants, extrémités des canaux droits de la substance corticale, ainsi que de sillons convergents entre eux, formés par les canaux parallèles de la surface de l'os (1). Ces espaces sont fortement colorés en brun.

A l'angle supérieur et antérieur du pariétal droit, au niveau d'une cavité intra crânienne que nous examinerons bientôt, la surface corticale est plus usée, les pores plus larges ; il y règne une sorte de dépression d'un aspect étoilé.

Le professeur Virchow donne la description d'un crâne identique, lorsqu'il caractérise (2) une forme nouvelle de carie syphilitique sous le nom de *carie sèche,* ou *atrophie inflammatoire de la substance corticale de l'os.*

Comme il l'indique et comme on le voit dans le crâne qui nous occupe, l'affection a son siége à la partie externe, et jamais elle n'est accompagnée de suppuration.

Le docteur Ricord, dans sa *Clinique ichonographique* (3), représente une clavicule chez laquelle un fait analogue s'est produit.

(1) Virchow, *La Syphilis constitutionnelle,* p. 40.
(2) Virchow, *loc. cit.,* p. 37.
(3) Ricord, *loc. cit.,* pl. XXX, fig. 4.

Dans notre crâne, la carie n'a pas suivi son évolution complète, l'affection a éprouvé un temps d'arrêt, car nous n'y voyons pas la partie corticale perforée, non plus que le centre de la dépression stellaire converti en infundibulum.

La cavité intra crânienne correspondant à la dépression stellaire est légèrement triangulaire, à angles arrondis; elle mesure 30 millimètres, par une perpendiculaire menée du sommet à la base, et 15 millimètres à cette base; la table de l'os est mince et transparente dans cette étendue; deux sillons vasculaires profonds, logeant deux branches de l'artère méningée moyenne, aboutissent à la cavité et s'oblitèrent à ses bords.

Les méninges sont profondément injectées; la surface externe de la dure-mère, fortement rugueuse, adhère par places à la voûte crânienne; des adhérences nombreuses existent également entre la pie-mère et la substance cérébrale.

Les corpuscules de Pacchioni forment des agglomérations équivalant à la grosseur d'un pois; un certain nombre d'entre eux sont indurés, jaunâtres; plusieurs montrent des points blanchâtres entourés d'un cercle rouge et comme des traces de cicatrisation.

Les artères méningées, cérébrale et cérébelleuse, sont congestionnées, dures au toucher; un liquide incolore, évalué à un verre à bordeaux, au milieu duquel flottent des portions des plexus choroïdes d'un rouge intense et granuleuses, remplit les deux ventricules latéraux; la substance du cerveau est plus fortement piquetée et colorée qu'à l'état normal.

Située à la partie supérieure de l'hémisphère cérébral droit, reposant sur la circonvolution pariétale antérieure, se trouve une tumeur du volume d'une noix. Elle adhère par sa face supérieure avec la dure-mère et s'adapte exactement dans la cavité intra crânienne susmentionnée; par sa face inférieure elle s'appuie sur la pie-mère, et provoque une légère dépression de la circonvolution pariétale antérieure.

Étudiée isolément, cette tumeur donne un poids de vingt grammes; deux parties distinctes la composent.

La première partie, externe, corticale, d'une épaisseur de 3 millimètres, est molle, diffluente, de couleur grisâtre, étalée et adhérente sur la substance médullaire; la deuxième, interne, médullaire, est dure, résistante, criant sous le scalpel, blanchâtre, piquetée de rose.

Au microscope, la substance corticale est formée de cellules rondes, petites, régulières, grisâtres; les mêmes cellules existent dans la substance médullaire, mais la plupart déformées, comme tassées; elles sont, de plus, séparées par une matière cellulaire fibroïde, blanchâtre; çà et là quelques noyaux d'un blanc jaunâtre (matière phymatoïde de Lebert) lui sont associés.

Le résultat principal et concluant de cette observation est la présence d'une tumeur qu'une somme de symptômes propres aux pseudoplasmes du cerveau et de ses enveloppes avait fait supposer, et que l'examen nécropsique a démontré exister à la partie supérieure de l'hémisphère cérébral droit, où elle paraissait devoir être localisée; de plus, cet examen fournit une preuve matérielle de l'existence antérieure, chez le sujet, d'un virus syphilitique bien caractérisé, malgré le silence gardé aux questions qui avaient été posées.

Quelle est maintenant la nature de cette tumeur? A quelle sorte de pseudoplasmes appartient-elle?

C'est ce que nous allons faire en sorte de découvrir, en nous fondant sur les données histologiques.

En face d'un pseudoplasme quelconque, l'observateur doit se demander tout d'abord s'il contient des éléments cancéreux.

A l'examen microscopique d'une tumeur cancéreuse, on distingue un certain nombre de corpuscules cellulaires (cellules cancéreuses), de formes assez variables, plus généralement sphériques ou ellipsoïdes; à ces cellules se trouvent associés des noyaux dits cancéreux, consistant en corps circulaires, elliptiques ou à angles émoussés; de plus, on reconnaît facilement que les cellules propres du cancer sont disposées au milieu des mailles d'un tissu plus ou moins fibreux. Ce stroma fibreux emprunte des fibres aux organes au milieu desquels se développe le cancer.

Le nombre de ces divers élements a permis de spécifier diverses sortes de cancer. Si, par exemple, le réseau fibreux est peu développé, si les cellules et les noyaux dominent, le tissu offre l'aspect de la substance cérébrale un peu ramollie et il prend le nom d'*encéphaloïde*.

Pour le professeur Bouillaud (1), l'encéphaloïde

(1) Bouillaud, *Traité de nosographie médicale*, t. IV, p. 254.

est homogène, d'un blanc laiteux, à peu près semblable à la substance médullaire du cerveau. Il offre ordinairement par endroits une légère teinte rosée; coupé par tranches minces, il a une légère transparence, tandis qu'il est opaque quand on en examine une masse un peu épaisse.

Laënnec, Bérard, Schrœder, Van der Kolk, Lebert, le professeur Broca, envisagent le cancer encéphaloïde comme formé d'abord d'un tissu dur, criant sous le scalpel, d'un blanc opalin ou bleuâtre; il est entouré d'une membrane vasculaire, et composé d'une matière blanche, d'un stroma fibreux toujours très mince; peu à peu il se convertit en une pulpe presque homogène de couleur laiteuse parsemée d'un grand nombre de points rosés. Dans cet état, la trame fibreuse a presque entièrement disparu.

De son côté, le Dr F. de Niemeyer (1) décrit, sous le nom de *gliomes*, un groupe de pseudoplasmes, consistant en noyaux arrondis distribués dans une substance fondamentale finement réticulée. Leur consistance varie entre celle d'un *encéphaloïde mou* et celle du tissu cérébral sain; leur coupe présente une teinte qui varie entre le blanc grisâtre et le gris clair tirant sur le rouge. Autrefois, nous dit-il, on prenait les gliomes pour des cancers infiltrés.

Notre tumeur possède tous ces caractères. Elle doit être rangée, par conséquent, parmi les gliomes des Allemands; c'est une forme des tumeurs encéphaloïdes de Laënnec; elle fait partie des produc-

---

(1) F. de Niemeyer, *loc. cit.*, p. 279.

tions accidentelles, hétéromorphes et hétérologues du Dr Broca (1); en un mot, et pour nous servir de l'expression même de cet auteur, il faut la comprendre dans le groupe *antique et confus du cancer* (2), mot à extension large, « s'appliquant aux « tumeurs qui possèdent une organisation élevée « et une vascularité propre plus ou moins grande, « renfermant des éléments spécifiques, dits éléments « cancéreux, purs ou mêlés à des éléments adven- « tices. »

Le gliome ou, si l'on veut, l'encéphaloïde qui nous occupe, ainsi défini, il nous semble utile, avant de discuter les phénomènes symptomatologiques dus à sa présence, de passer en revue les causes occasionnelles connues ou supposées des pseudoplasmes hétéromorphes, et de faire en sorte de découvrir celles dont il a pu être le résultat.

Pour le Dr Broca (3), les tumeurs hétéromorphes, formées d'éléments microscopiques que l'économie ne produit pas à l'état normal, doivent naissance à une perturbation grave des phénomènes de la nutrition. Les blastèmes au sein desquels elles se développent ont une tendance hétéroplastique entièrement différente de celle qui se manifeste dans les blastèmes normaux. Cette propriété, étrangère à la nature de la région affectée, implique une cause générale inhérente à l'organisme, et dès lors elle est due à une diathèse.

(1) Broca, *loc. cit.*, t. I, p. 141.
(2) Broca, *loc. cit.*, t. I, introduct, p. VI.
(3) Broca, *loc. cit.*, t. I, p. 118.

L'inflammation, les contusions, les actions locales de toute nature, influent puissamment sur cette prédisposition.

Les endroits qui autrefois ont été le siége d'une maladie inflammatoire sont, pour le professeur Billroth (1), des foyers où se développent le plus généralement les tumeurs.

A la suite d'une inflammation ou d'une irritation, le Dr Estor (2) fait intervenir le plasma du sang plus ou moins modifié, s'infiltrant dans les mailles des tissus; au milieu de cette matière organique amorphe, constituant le cystoblastème ou simplement blastème, s'organisent des cellules renfermant dans leurs cavités des noyaux ou cystoblastes; ces éléments donnent naissance aux tumeurs.

Le professeur Bouillaud (3), envisageant le cancer et ses formes comme productions accidentelles, les range parmi les produits sécrétés par les tissus enflammés. « Nous considérons, » dit-il, « comme étant « réellement la suite d'une *inflammation*, comme « ayant pour première condition de leur développement *la formation d'un sécrétum d'origine inflammatoire : les encéphaloïdes, les squires, etc.* »

Quelques pathologistes font naître le cancer de la répercussion d'un flux ou d'un exanthème; après la suppression d'un écoulement sanguin ou

(1) Billroth, *Éléments de pathologie chirurgicale générale*, p. 678.

(2) Estor, *De l'application de l'analyse clinique à la pathologie chirurgicale*, t. II, p. 863.

(3) Bouillaud, *loc. cit.*, p. 226-247.

purulent, comme aussi après la disparition d'une affection cutanée (1).

Les violences extérieures, les irritations prolongées, sont pour le Dr Fano (2) des causes occasionnelles, sous l'influence d'une diathèse cancéreuse.

« Aucun fait bien établi, » écrit le Dr Follin (3), « ne montre la succession d'un cancer à une inflam- « mation; mais les études histologiques sont encore « si peu répandues, que certaines erreurs ont dû « être facilement commises sur la nature des « tumeurs qu'on a prétendu avoir succédé à une « phlegmasie. »

Les gliomes (encéphaloïdes), pour le professeur F. de Niemeyer, sont dus à une prolifération locale de la substance conjonctive (4).

Velpeau, enfin (5), est porté à croire que le cancer a quelquefois pour point de départ un caillot ou une parcelle de matière plastique sécrétoire ou hématique exsudée.

Malgré cette divergence d'opinions sur l'étiologie des tumeurs cancéreuses, la diathèse reconnue et acceptée, il faut admettre que si la production d'une tumeur dans tel ou tel organe, à telle ou telle place, ne peut être expliquée dans la majorité des cas lorsqu'elle apparaît sans cause occasionnelle appréciable, ou, qu'on nous passe cette expression, pour ainsi dire spontanément, il arrive

---

(1) Fano, *Traité élémentaire de chirurgie*, t. I, 1re partie, p. 198.
(2) Fano, *loc. cit.*, p. 199.
(3) Follin, *loc. cit.*, t. I, p. 306.
(4) F. de Niemeyer, *loc. cit.*, t. II, p. 279.
(5) Velpeau, *Traité des maladies du sein*, p. 542.

souvent que cette cause déterminante se décèle d'une façon évidente, et qu'alors il faut nécessairement l'envisager comme promotrice du pseudoplasme.

Toujours sous l'influence de cette diathèse cancéreuse, l'inflammation, dans certaines circonstances, ne peut-elle pas être la cause demandée? La phlegmasie d'un organe ne peut-elle pas y provoquer une tumeur?

Nous ne pouvons nous défendre, dans l'espèce, d'accepter au moins exceptionnellement cette hypothèse, partagée, du reste, par le plus grand nombre des auteurs cités, établie en outre comme *loi* par M. Bouillaud, et d'attribuer, avec lui, notre gliome à un sécrétum d'origine inflammatoire (1), de le regarder comme le produit d'une diathèse favorisée par l'intervention d'une phlegmasie locale.

Quelle est alors la cause de cette phlegmasie? Dans quelle portion d'organisme s'est développé, sous son action, le blastème pathologique, source primordiale du pseudoplasme?

Nous avons fait voir par l'autopsie l'état pathologique du crâne et des enveloppes cérébrales : les méninges fortement congestionnées; l'accumulation, à des endroits déterminés, de corpuscules de Pacchioni en quelques sortes hypertrophiés, plusieurs même en voie de désorganisation; l'hypérostose de la calotte crânienne; les traces manifestes d'une atrophie inflammatoire de la substance corticale de l'os; la carie sèche syphilitique, etc., etc.

---

(1) Bouillaud, *loc. cit.*, t. IV, p. 247.

L'influence syphilitique doit donc être mise en cause.

Par suite de l'hypérostose syphilitique des os du crâne, dans le tissu desquels existait, on ne peut en disconvenir, un foyer d'irritation, l'inflammation s'est propagée à la table interne, et de là, gagnant les méninges, a provoqué l'hyperplasie des corpuscules de Pacchioni disséminés dans ces enveloppes. Un instant, peut-être, nous pouvons le supposer, un état stationnaire, un léger temps d'arrêt s'est produit, et nous en trouvons la raison, avec le Dr Virchow, dans la non-perforation du crâne au niveau de la dépression stellaire; mais de deux forces opposées, la plus énergique devant l'emporter, il s'en est suivi que la diathèse cancéreuse, jusque-là latente, est intervenue. Un blastème pathologique s'est infiltré dans la propre substance d'un ou plusieurs de ces corpuscules, il s'y est organisé et a donné naissance à des éléments accidentels qui, enveloppant de toute part l'organe où ils venaient de faire invasion, se sont *substitués* aux tissus envahis (1).

Si l'on veut comparer d'un côté la position du gliome précédemment fixée, de l'autre la situation que les corpuscules de Pacchioni occupent anatomiquement; si l'on veut admettre que la tumeur s'est développée dans le tissu conjonctif, à l'exemple de ses congénères (2), et analyser histologique-

---

(1) Broca, *loc. cit.*, t. I. p. 168-169. — Cette opinion est diamétralement opposée à celle de M. Auzias Turenne, qui propose l'essai de la syphilisation chez les individus cancéreux.

(2) Les divers auteurs cités.

ment les corpuscules; si, enfin, on veut tenir compte des interprétations diverses des auteurs relativement à la nature de ces corpuscules, les suppositions que nous venons d'émettre ne pourront paraître erronées.

Quant à leur situation, les corpuscules de Pacchioni, ou granulations méningiennes, sont épars dans l'épaisseur des enveloppes cérébrales, surtout vers la partie supérieure des hémisphères cérébraux (1).

Les premières formées occupent le tissu conjonctif sous-arachnoïdien; d'autres venant à leur succéder soulèvent les deux feuillets de l'arachnoïde, les perforent et pénètrent dans les fibres de la dure-mère; les unes arrivent jusqu'au dedans du sinus longitudinal, les autres sous les parois du crâne, qu'elles attaquent à son tour afin de se creuser dans leur épaisseur des loges plus ou moins profondes.

Histologiquement, ces corpuscules sont entièrement formés de tissu conjonctif (2), c'est-à-dire de lamelles minces, d'une étendue ordinairement peu considérable, limitant des aréoles communiquant toutes entre elles. Ces fibres lamineuses constituent par leur assemblage des faisceaux rubanés. Des fibres élastiques leur sont associées, ainsi que des cellules adipeuses, puis des corpuscules connus sous le nom de cellules plasmatiques ou noyaux embryoplastiques de M. Robin (3).

(1) Sappey, *Traité d'anatomie descriptive*, t. II, 2e partie, p 58.
(2) C. Morel, *Traité élémentaire d'histologie humaine*, p. 124.
(3) A. Fort, *Anatomie descriptive*, t. I, p. 42.

Luschka admet que ces granulations sont normales lorsqu'elles ont peu de développement (1).

Meckel, Portal, Blandin, les considèrent comme un produit pathologique, à cause des adhérences que l'on observe entre le cerveau et ses enveloppes, au niveau des points qu'elles occupent (2).

Elles creusent sur la table interne des os, plus particulièrement chez les pariétaux, les frontaux et l'occipital, des excavations que les anciens avaient décrites comme des caries.

Pour d'autres, et notamment pour Ruysch, qui les considérait comme des globules de nature graisseuse, elles se distinguent des produits pathologiques par la constance de leur forme, de leur volume, de leur apparence.

Selon le Dr Sappey (3), elles ne se montrent dans tout leur développement que chez l'adulte, et se multiplient dans une proportion remarquable chez le vieillard, où elles sont alors un des caractères par lesquels se manifeste la dégénérescence sénile.

Cette comparaison établie, il s'ensuit que dès l'instant « qu'une phlegmasie des méninges amène « des productions accidentelles diverses, telles « qu'adhérences, dépôts de matière tuberculeuse, « granulations tantôt molles et faciles à écraser, « tantôt dures et comme verruqueuses (4), » elle peut, à plus forte raison, agir sur un organisme enclavé au milieu de ces méninges, le faire dévier de

(1) Kolliker, *Éléments d'histologie humaine*, p. 353.
(2) Sappey, *loc. cit.*, t. II, 2e partie, p. 59.
(3) Sappey, *loc. cit.*
(4) Bouillaud, *loc cit.*, t. II, p. 26.

sa nature première, et, en présence d'une diathèse, provoquer un pseudoplasme dans la région la plus directement soumise à son action.

C'est, nous le croyons du moins, la conclusion la plus rationnelle de l'interprétation que nous venons de donner, c'est également un fait à ajouter aux cas observés par le docteur Andral (1), dans lesquels le cancer s'est développé à la suite d'une maladie du cerveau ou de ses enveloppes (2).

Après avoir ainsi défini la nature et l'origine du gliome, il nous faut essayer de traduire les symptômes que la clinique nous a montrés.

Nous avons écrit, en commençant, que les caractères symptomatologiques des tumeurs cérébrales consistaient dans certains troubles de la vision, plus spécialement dans la paralysie du nerf moteur oculaire commun, comme aussi dans la manifestation de crises épileptiformes.

Pour se rendre compte en premier lieu des rapports existant entre le gliome et le nerf de la troisième paire, ou plutôt de quelle façon la tumeur a pu influer sur ce nerf pour en amener l'inertie, il convient de tracer un rapide aperçu anatomique des régions qu'il occupe et de celles qui l'avoisinent.

Nous ne saurions mieux faire que de l'emprunter au *Traité d'anatomie descriptive* du Dr Sappey (3), où nous voyons :

« Les nerfs moteurs oculaires communs naissent
« de la face interne des pédoncules cérébraux au

(1) Andral, *Clinique médicale,* t V, p. 634.
(2) Fabre, *Bibliothèque du médecin praticien,* t. IX, p. 334.
(3) Sappey, *loc. cit.*, p. 204.

« niveau de la ligne de jonction des plans inférieurs et moyens de ces pédoncules, à égale distance de la protubérance et des tubercules mamillaires.

« A leur point de départ, ils présentent une forme « aplatie; mais bientôt leurs racines se rapprochent « pour former un cordon régulièrement arrondi « qui se dirige obliquement en haut, en dehors et « en avant. Parvenus sur les côtés des apophyses « clinoïdes postérieures, ils s'engagent dans l'épaisseur de la partie externe du sinus caverneux, se « portent en bas et en avant vers la partie la plus « large de la fente sphénoïdale, traversent le tendon « du muscle droit externe et pénètrent dans l'orbite « où ils se distribuent aux muscles soumis à leur « influence. »

Dans le trajet qu'ils parcourent des pédoncules cérébraux aux apophyses clinoïdes, les nerfs moteurs oculaires communs occupent l'espace *sous-arachnoïdien antérieur; les artères cérébrale postérieure et cérébelleuse supérieure* correspondent à leur origine, quelquefois même *la cérébrale postérieure traverse le tronc du nerf* (1); au voisinage des apophyses clinoïdes, l'*arachnoïde viscérale* les entoure et les accompagne à une profondeur de 3 ou 4 millimètres, *dans le canal que leur fournit la dure-mère.*

La connexion cherchée entre les nerfs de la troisième paire et la tumeur que nous avons vue en rapport direct avec les méninges et les artères qui s'y rendent, s'explique donc par l'arachnoïde viscé-

(1) Mackensie, *Traité pratique des maladies de l'œil*, t. I, p. 264.

rale, la dure-mère, les artères cérébrale postérieure et cérébelleuse supérieure.

En second lieu, pour qu'il y ait paralysie du nerf moteur oculaire commun, il faut que ce nerf ait été altéré, détruit ou comprimé (1).

Dans le cas qui nous occupe, il n'y a pas eu destruction, le nerf existait; il reste l'altération et la compression, qui toutes deux ont agi concurremment.

Tout corps étranger quelconque, du moment qu'il pèse sur le cerveau, occasionne une compression. Elle peut être brusque ou progressive; brusque quand elle est stimulée par des corps venus du dehors; progressive, lente, quand elle est due à un produit morbide.

Ici nous avons ce produit morbide, la tumeur; et comme plus le corps comprimant se trouve près de la voûte crânienne, moins il cause d'accidents rapides (2), la lenteur de la compression occasionnée par notre tumeur nous explique la durée de la maladie de la femme Juliette V***, qui, bien évidemment, portait le pseudoplasme trouvé à l'autopsie avant même qu'elle vînt *la première fois* suivre un traitement pour névralgie faciale et céphalalgie.

Cette compression lente et progressive s'est produite par l'intervention directe des artères cérébrale et cérébelleuse congestionnées; en outre, le gliome, comme toutes les tumeurs en général, a été suivi

(1) Sappey, *loc. cit.*, p. 207.

(2) Vidal (de Cassis), *Traité de pathologie externe et de médecine opératoire*, t. II, p. 740.

consécutivement d'un état inflammatoire des parties qui l'avoisinaient, c'est-à-dire des méninges. Cet état phlegmasique issu de la périphérie s'est propagé de proche en proche ; de là l'injection complète des enveloppes cérébrales, la congestion, l'induration des artères et, comme conséquence forcée, la paralysie du nerf en connexion avec ces organes.

En résumé, la compression s'est faite lentement, par suite de la congestion des artères correspondantes à l'origine du nerf de la troisième paire, et la phlegmasie a, en outre, agi par altération sur sa constitution intime en se communiquant par l'arachnoïde jusqu'à la gaîne formée à son point d'émergence d'une portion de cette membrane.

Un fait, en passant, que nous devons noter, et qui rentre dans la catégorie des exceptions que possède la science (1), c'est que la paralysie du nerf moteur oculaire commun *droit* a été provoquée par la tumeur située à la partie supérieure de l'hémisphère cérébral *droit*, contrairement à la pluralité des cas où la cause comprimante est *toujours du côté opposé à la paralysie* (2).

Les phénomènes que nous venons d'énumérer ont également présidé à la manifestation des crises épileptiformes.

Parmi les causes de l'épilepsie, lisons-nous dans un recueil publié par le docteur Fabre (3), on observe : les tumeurs sur le trajet d'un nerf, l'in-

---

(1) Vidal (de Cassis), *loc. cit.*, p. 743.
(2) Vidal (de Cassis), *loc. cit.*, p. 743.
(3) Fabre, *Bibliothèque du médecin praticien*, t. IX, p. 605.

flammation de celui-ci, des altérations cérébrales, des dégénérescences de toute espèce.

D'après le Dr Portal (1), on a trouvé dans les membranes du cerveau, ainsi que dans la substance de cet organe, des congestions de natures diverses, leurs vaisseaux injectés de sang, des stéatômes, des fongosités, etc.

Ces quelques citations, comme on le voit, sont concluantes et ne nécessitent pas de plus nombreux développements.

Il ne nous reste plus qu'à étudier les moyens thérapeutiques préconisés pour les tumeurs dites cancéreuses. Là est le point capital, c'est aussi le plus obscure et le plus difficile.

Le court séjour de Juliette V*** dans le service de chirurgie explique le genre de médication auquel elle a été soumise; rien de plus ne pouvait lui être fait; il fallait évidemment attendre, se contenter presque de l'expectation; aussi ne prétendons-nous pas discuter en quoi que ce soit le traitement qui lui a été appliqué.

Seulement, en supposant un cas analogue, une fois le diagnostic et la localisation bien et dûment établis, nous nous demandons quel système devra prédominer, quels moyens devront être mis en œuvre.

De l'aveu unanime des auteurs, nous l'avons déjà dit, une médication palliative et symptomatique devrait seule être ordonnée.

---

(1) Portal, *Observation sur la nature et le traitement de l'épilepsie*. Paris, 1827, in-8°, observ. XXVII, V, XXIV, XXVI, XXXVII, XXXIX.

D'après le Dr Broca (1) et plusieurs autres, un traitement ne peut réussir qu'à la condition d'être doublement spécifique, spécifique de la tumeur en elle-même, spécifique de la diathèse, et il doute, malgré tout, que cela soit possible ; il laisse aux chirurgiens le soin de découvrir ce remède tant de fois cherché.

Toute la série des sédatifs et des narcotiques : les pilules de cynoglosse, les préparations arsenicales, de belladone, d'aconit, de ciguë; la médication alcaline (Broca), les frictions iodurées, les onctions mercurielles, sont autant de remèdes employés. M. Arnott préconise l'application des mélanges réfrigérants ; l'électrisation a été tentée; mais, en résumé, le remède attendu n'arrive pas, la colonne des succès reste vide, ou bien si le praticien veut y tracer un point de repère, il ne rencontre sous sa plume que ce mot fatal : la mort !

Pallier un mal, adoucir les souffrances d'un être voué à une fin plus ou moins prochaine est bien certainement quelque chose, mais cela ne doit pas suffire ; « c'est alors que les expérimentations, » nous dit encore le Dr Broca (2), « pourront être dirigées « avec une *grande hardiesse,* et s'il fut jamais une cir- « constance capable *d'autoriser à expérimenter sur* « *nos semblables,* c'est lorsque nous nous trouvons « en face d'un mal implacable et d'une existence « qu'attend une fin prochaine et terrible. »

Ne raisonnant ici que sur un fait isolé, c'est-à-

(1) Broca, *loc. cit.*, t. I, p. 393.
(2) Broca, *loc. cit.*, t. I, p. 395.

dire n'envisageant que les tumeurs cérébrales analogues à celle plus haut décrite, par conséquent siégeant à une place éloignée de tout organe foncièrement essentiel à la vie (1), facilement accessible, nous croyons qu'en pareille occurrence il y a lieu d'appliquer ce précèpte et d'engager le chirurgien à tenter une épreuve.

Elle échouera souvent, presque toujours peut-être; n'importe. Que ne doit-on pas essayer lorsque tout espoir est anéanti!

En quoi consistera cette épreuve, cette expérimentation, quelque contraire aux principes humanitaires que puisse paraître aux yeux de quelques esprits timorés une expression semblable?

A cette question répond un nom gros de discussions et de critiques; ce nom, c'est LE TRÉPAN.

Nous serions inhabiles à énumérer tout ce qui a été dit sur cette opération, pour les uns dangereuse, pour les autres sans inconvénients graves. Nos maîtres l'ont tour à tour préconisée ou proscrite, renvoyons donc à leurs savantes dissertations, aux preuves qu'ils ont invoquées.

Nous ne pouvons nous dispenser, néanmoins, d'emprunter le passage suivant à l'un des demi-partisans de son application, à l'un de nos plus grands chirurgiens modernes :

« Quant au trépan appliqué à certaines lésions

---

(1) Il est inutile de rapporter ici les expériences faites pour démontrer que même l'ablation d'une portion des hémisphères cérébraux n'entraîne pas la mort. (Voir Flourens, M. Claude Bernard, etc., etc.)

« *chroniques du crâne,* » dit le baron Larrey (1), « il « semble offrir plus de chances de succès propor- « tionnels que le trépan employé pour les lésions « traumatiques de la tête.

« C'est ainsi que pour certaines formes d'ostéite « syphilitique (décrite par M. Gosselin), pour des « nécroses traumatiques (opérées par Dupuytren, « Lisfranc et autres), pour une tumeur sanguine « du diploé (extirpée par Ehrmann), pour des fon- « gus de la dure-mère (comme Schmucker en a rap- « porté un remarquable exemple), le trépan, pour « ces différents cas, a été employé avec succès. »

Cet énoncé seul plaide en faveur du mot, que nous n'avons pas tracé sans une certaine appréhension; inutile après cela d'entrer dans une longue énumération de cas semblables abondamment épars dans les recueils spéciaux.

Toutefois la question n'est pas résolue, et l'on se demandera toujours, malgré les succès et surtout à cause des revers, si la trépanation devra être tentée.

Les partisans répondront par l'affirmative; les détracteurs objecteront son inutilité, ses dangers.

C'est une aggravation d'un mal déjà incurable, diront-ils, et, abstraction faite pour un instant des dangers qu'entraîne l'opération, à quoi servira-t-elle vis-à-vis d'une tumeur cancéreuse, selon toute probabilité diathésique?

A cette interrogation ne pourrait-on pas répon-

(1) Baron Larrey, *Étude sur la trépanation du crâne dans les lésions traumatiques de la tête.* — Extrait des *Mémoires de la Société impériale de chirurgie,* 1869, t. VII, et tirage à part, p. 59.

dre : Pourquoi l'ablation des tumeurs cancéreuses du sein, par exemple, est-elle si fréquemment pratiquée, bien que dans la plupart des cas on ait à combattre les mêmes éléments diathésiques ?

Passant aux dangers, les détracteurs du trépan dresseront une longue liste de résultats funestes ; ce sera leur principale argumentation.

Ne pourrait-on pas répondre encore en leur opposant une liste de succès authentiquement constatés ? Ne pourrait-on pas appeler en cause la fréquence du trépan dans l'antiquité et le moyen âge, alors qu'il était appliqué pour des *raisons souvent dérisoires ?* Ne pourrait-on pas rappeler la *vulgarité* de cette opération pratiquée encore de nos jours, *sans inconvénients* et *souvent dans un but purement mercantile,* par les médecins indigènes de l'Aouress, opération si bien décrite par notre ami M. le Dr A. Paris (1) ?

Nous ne pensons pas que l'époque et la race aient pu ou puissent influer sur les réussites et l'insuccès.

Quelle que soit l'époque où l'on opère, à Rome, dans l'ancienne Grèce, le moyen âge (2) ; quelle que soit la race sur laquelle on expérimente, qu'on l'appèle kabyle ou bien française, on ne pourra nier que le cerveau et ses membranes ont eu à toutes les époques la même sensibilité, les mêmes prédispositions ; quelles sont soumises aux mêmes lésions

---

(1) A. Paris, *Mémoire sur la trépanation céphalique, etc.* Paris 1865, in-8°, communiqué élogieusement à l'Académie impériale de médecine par le baron Larrey, le 22 juillet 1867.

(2) Velpeau, *Nouveaux éléments de médecine opératoire,* t I, p. 585.

pathologiques et traumatiques sous l'influence de l'opération chirurgicale, qu'on emploie le *xistre* d'Hippocrate, le *modiolús* de Celse, la primitive et grossière *scie* arabe, ou le *trépan* français perfectionné (1).

Quoi qu'il en soit, nous ne nous déclarons partisan d'aucune école, nous ne préconisons ni ne rejetons le trépan dans les cas de tumeurs identiques comme siége et comme nature à celle que nous avons décrite. Attirer simplement l'attention sur ce sujet, donner l'éveil aux investigations, voilà le but où tendent nos efforts, voilà aussi pourquoi nous répétons avec le Dr Broca :

Dans un cas désespéré, lorsque tous les moyens palliatifs et symptomatiques ont été employés sans résultat, ne faut-il pas *agir avec hardiesse*, et fut-il jamais circonstance plus capable d'autoriser *à expérimenter sur nos semblables* que la certitude d'une mort prochaine et terrible ?

---

(1) Nous trouvons la confirmation de cette manière de voir dans un travail de M. le professeur Sédillot, communiqué à la Société de médecine de Strasbourg (séance du 5 août 1869) et inséré dans la *Gazette médicale de Strasbourg* (nos du 10 novembre 1869, 25 janvier 1870, à suivre), ayant pour titre : *De la nécessité de revenir aux doctrines d'Hippocrate relatives au trépan préventif, et nouveau procédé de trépanation exploratrice.*

FIN.

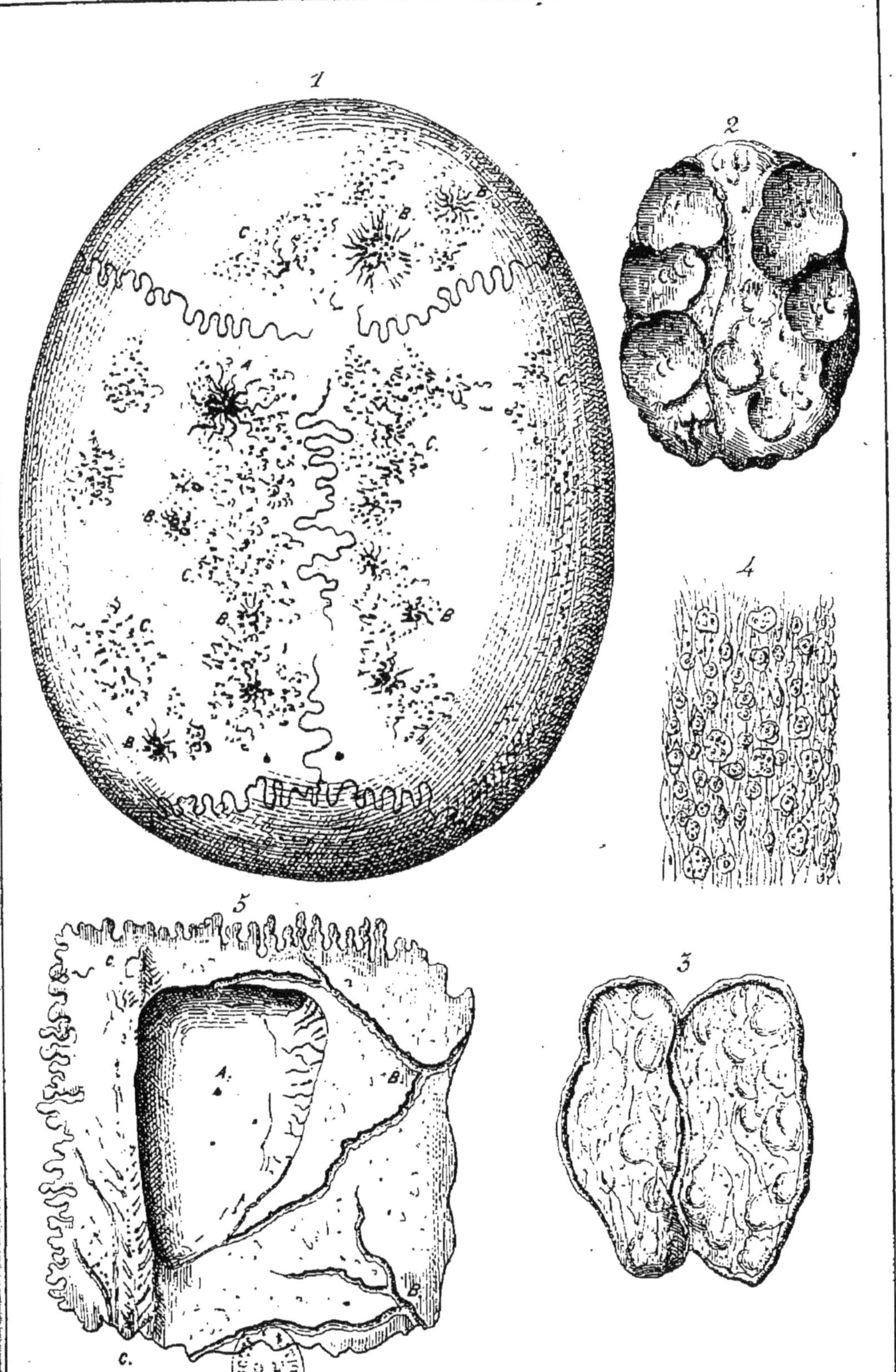
1
2
4
5
3
A
B
C

EXPLICATION DES FIGURES

Fig. 1. — Calotte crânienne de Juliette V***, montrant la carie sèche syphilitique du docteur Virchow ; demi-grandeur naturelle.

a. Dépression stellaire.

b, *b*. Ostéophytes.

c. Orifices des canaux droits et sillons convergents des canaux parallèles de la surface corticale.

Fig. 2. — Tumeur méningienne, encéphaloïde (gliome), gr. nat.

Fig. 3. — La même, fendue suivant sa partie médiane.

Fig. 4. — Éléments histologiques de la tumeur.

Fig. 5. — Portion de crâne, montrant la fosse intra crânienne, gr. nat.

a. Fosse.

b, *b*. Branches de l'artère méningée moyenne.

c, *c*. Portion de la gouttière sagittale.

www.ingramcontent.com/pod-product-compliance
Ingram Content Group UK Ltd.
Pitfield, Milton Keynes, MK11 3LW, UK
UKHW020945220726
13924UKWH00002B/507

9 782019 656867